SITZUNGSBERICHTE DER SÄCHSISCHEN AKADEMIE DER WISSENSCHAFTEN ZU LEIPZIG

Mathematisch-naturwissenschaftliche Klasse
Band 106 · Heft 1

EGBERT SCHWARZ

ÜBER EXPERIMENTELLE UNTERSUCHUNGEN UND KLINISCHE ERFAHRUNGEN BEIM ALLOPLASTISCHEN ERSATZ VON BLUTGEFÄSSEN

Mit 11 Abbildungen

AKADEMIE-VERLAG · BERLIN
1963

Vorgetragen in der Sitzung vom 13. Mai 1963
Manuskript eingereicht am 28. Mai 1963
Druckfertig erklärt am 22. Oktober 1963

Erschienen im Akademie-Verlag GmbH, Berlin W 8, Leipziger Straße 3–4

Lizenznummer: 202 · 100/859/63
Gesamtherstellung: IV/2/14 · VEB Werkdruck Gräfenhainichen · 2126
Bestellnummer: 2027/106/1 · ES 17 E/17 F 1 · Preis: DM 2,45

Die Erkrankungen der Blutgefäße haben in den letzten Jahrzehnten eine nicht unerhebliche Zunahme erfahren. Diese Annahme ist zwar nicht ganz leicht zu beurteilen und nicht mit genauen Zahlen zu belegen, sie ist aber verständlich, wenn man die große Zahl von Todesfällen nach den Statistiken und den ansteigenden Zustrom von Gefäßerkrankungen und ihrer Folgen in die inneren und chirurgischen Kliniken in der ganzen Welt in Rechnung stellt und dazu in Erwägung zieht, daß im Laufe der Jahre die diagnostischen Methoden zur Erkennung von Gefäßveränderungen eine derartige Ausweitung und Verbesserung erfahren haben, daß dadurch schon allein der Anschein erweckt werden könnte, daß die Gefäßerkrankungen wirklich zugenommen haben.

Gefäßerkrankungen sind in allen Regionen und im Bereich der meisten Organe des Körpers denkbar und auch bekannt. Worüber ich hier zu berichten beabsichtige – es kann sich dabei nur um einen beschränkten Sektor aus diesem Gebiet handeln –, möchte ich kurz präzisieren.

Es sollen keine Erwähnung finden die Gefäßerkrankungen des Gehirns, des Herzens, wie überhaupt der kleineren Gefäße, welche einem chirurgischen Zugriff nicht zugänglich sind und bezüglich der Therapie dem Internisten überlassen bleiben müssen. Aber auch an den großen Körperschlagadern können sehr mannigfaltige Veränderungen eintreten, die die Lebensfähigkeit des Menschen überhaupt oder jedenfalls größerer Körperabschnitte gefährden, und deshalb ist nicht nur der Wunsch, sondern die Notwendigkeit eines Versuches gerechtfertigt, sie durch chirurgische Maßnahmen zu beseitigen.

Die in Frage stehenden Zirkulationsstörungen sind entweder bedingt durch angeborene Gefäßverengungen z. B. an der Aorta oder durch Einengung ihres Lumens durch auf arteriosklerotischer Grundlage entstandene thrombotische Verlegungen des Gefäßlumens verschiedenen Grades bis zum völligen Verschluß und zu dadurch bedingten schweren Durchblutungs- und Ernährungsstörungen an Gehirn, den Nieren und vor allem den Extremitäten. Schließlich können aber auch umschriebene Erweiterungen des Gefäßlumens der Aorta oder der größeren von ihr abgehenden Gefäße, bedingt durch eine Gefäßwandschwäche auf der obenerwähnten Grundlage oder auf syphilitischer Basis mit oft sehr schmerzhaften Störungen, entstehen, die, bisher incurabel, heute einer operativen Beseitigung durchaus zugänglich sind. Das Mittel in allen diesen Fällen kann nur ein Gefäßersatz sein.

Es darf nicht unerwähnt bleiben, daß schon seit geraumer Zeit Bestrebungen im Gange waren, verletzte Gefäße zu ersetzen. Benutzt wurden Venen des Wirtskörpers oder homoio-heteroplastisches Material, das einem besonderen Präparationsverfahren unterworfen und steril aufgehoben wurde.

Alle diese Verfahren haben nicht voll den an sie gestellten Erwartungen entsprochen, sei es, daß körpereigenes Material immer nur in sehr beschränktem Umfang zur Verfügung steht, sei es, daß die sog. lyophilisierten Gefäße bindegewebig umgewandelt, somit narbig verändert oder degenerativen Veränderungen unterworfen waren.

Der homoioplastische Ersatz von Arterien zeigte auch deshalb mannigfaltige Schwierigkeiten, weil sich an den Transplantaten spätere Komplikationen, wie Verkalkungen und Thrombosen, einstellten.

So ist es begreiflich, daß man nach neuen Wegen suchte. Der größte Fortschritt, welchen die Gefäßchirurgie erfahren hat, beruht auf der Entwicklung neuen Ersatzmaterials, also alloplastischer gewebsfremder Prothesen als Gefäßersatz.

Bevor ich auf die Herstellung dieser Prothesen und ihre komplizierten Einheilungsvorgänge, die uns experimentell durch längere Zeit interessiert haben, eingehe, möchte ich an Hand von einigen Bildern zeigen, welche Möglichkeiten uns überhaupt zur Diagnostik der erwähnten Gefäßveränderungen zur Verfügung stehen. Bei diesen kann es sich nur um eine Darstellung der Gefäße mit einem röntgenkontrastgebenden Mittel (Triopac, Urografin) handeln, die wir Arteriographie oder, wenn die Aorta miteinbezogen werden muß, Aortographie nennen. Bei dieser Methode läßt sich der ganze Gefäßbaum mit allen Verzweigungen dem Auge sichtbar machen. Wollen wir die obersten Teile der Aorta, den Aortenbogen, darstellen, so müssen wir uns allerdings noch anderer Methoden bedienen, nämlich der Einführung eines Herzkatheters nach FORSSMANN oder nach SELTINGER, durch den das Kontrastmittel auf dem Umweg über das Herz in die Aorta eingebracht werden kann, so daß krankhafte Veränderungen am Aortenbogen und Anfangsteil der Aorta sowie den vom Aortenbogen abgehenden Gefäßen gut erkennbar werden.

Um die folgenden experimentellen Untersuchungen voll verständlich zu machen, möchte ich an Hand einiger weniger Bilder nachweisen, wie sich die krankhaften Gefäßveränderungen im Kontrastbild darstellen und sich die Notwendigkeit ihrer Beseitigung ohne weiteres ablesen läßt.

Abb. 1 zeigt ein Aortogramm mit einem normal gestalteten Gefäßbaum, dessen Gefäßwandungen überall glatt sind.

In Abb. 2 zeigen sich schon nicht unerhebliche Wandveränderungen mit Unregelmäßigkeiten der Gefäßwände bis zum vollkommenen Verschluß einer größeren Arterie, und das nächste Bild (Abb. 3) zeigt, daß sogar die von der

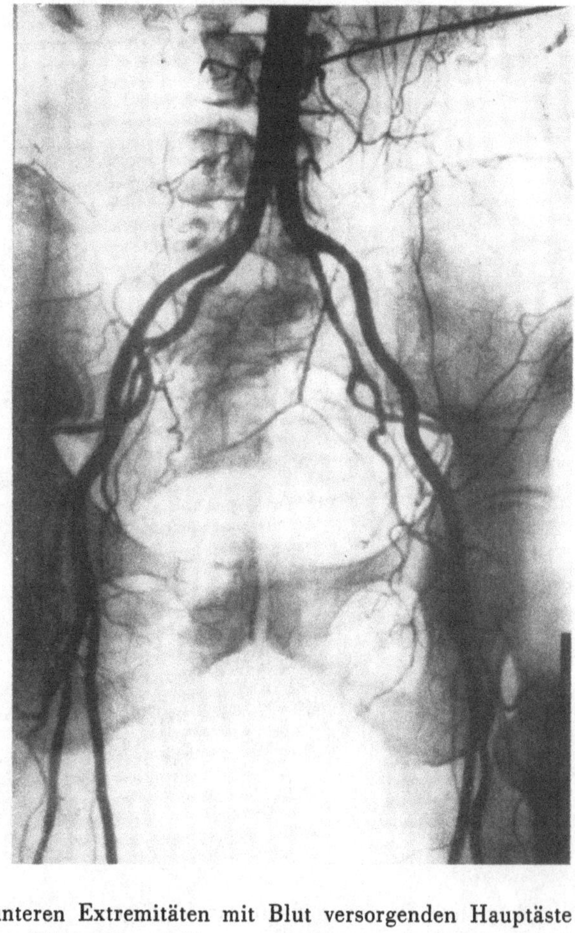

Abb. 1. Aortogramm mit normal gestaltetem Gefäßbaum

Aorta abgehenden, die unteren Extremitäten mit Blut versorgenden Hauptäste einseitig, ja sogar beidseitig (Abb. 4) verschlossen sein können, so daß, trotzdem der Körper erstaunlicherweise über weitgehende Ausgleichsmöglichkeiten, einen vikariierend einspringenden Kollateralkreislauf verfügt, die Gefahr eines Absterbens der mangelhaft ernährten Körperteile besteht. Ein Bild eines Aortenaneurysmas soll auch dieses Leiden kurz vor Augen führen (Abb. 5).

Die Anwendung alloplastischer Gefäßprothesen wurde erst möglich durch die Herstellung der modernen Plaste, also z. B. Nylon, Orlon, Ivalon, Dacron,

Lanon und Teflon. Die ersten Versuche und Untersuchungen in dieser Richtung wurden in Amerika vorgenommen, und dort wurden Prothesen gewonnen, die den Anforderungen, die an sie gestellt werden mußten, durchaus genügten. Uns

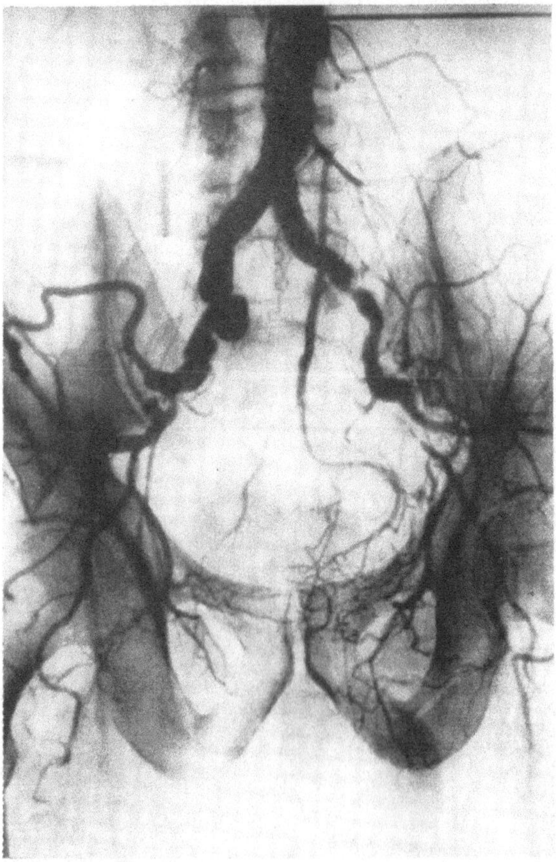

Abb. 2. Unregelmäßigkeiten der Gefäßwände und Verschluß eines größeren Gefäßes lks.

standen diese Prothesen nicht zur Verfügung, und wir haben deshalb eigene Versuche zu ihrer Herstellung begonnen, wobei diese Frage gegenüber einer zweiten fast in den Hintergrund trat; sie betraf die pathologisch-anatomischen Vorgänge bei der Einheilung der künstlichen Prothesen, die in experimentellen Untersuchungen durch meinen Mitarbeiter PASCHOLD in sehr gründlicher Weise studiert wurden, der unter Anwendung neuer Methoden eine Klärung der bis dahin noch größtenteils unbekannten Vorgänge erzielte, die sich bei der Einheilung der Prothesen abspielen.

Es sei hier ergänzend noch erwähnt, daß Vollmar in Heidelberg in jüngster Zeit Versuche mit einem neuen Kunststoff der Farbwerke Hoechst in Frankfurt a. M., dem Polypropylen, machen konnte. Nach seinen Angaben zeigten die aus diesem Kunststoff hergestellten Prothesen sogar gewisse Vorteile gegenüber denen aus Teflon und Dacron durch höhere Elastizität und eine absolut fehlende Wasseraufnahmefähigkeit. Inwieweit sich diese Prothesen beim Menschen bewähren, bleibt noch abzuwarten.

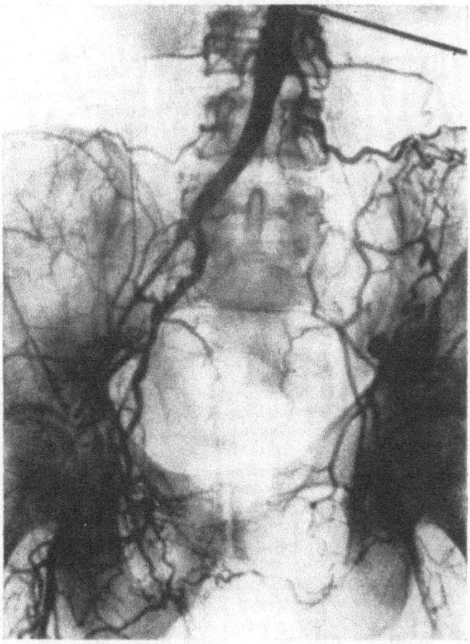

Abb. 3
Einseitiger vollkommener Verschluß der art. iliaca communis lks.

Einige wichtige Vorbemerkungen über die Herstellung der Transplantate seien vorausgeschickt.

Uns stand zunächst nur das Perlon, jetzt Dederon, zur Verfügung. Dabei zeigte sich nach ersten Versuchen, daß die gestrickte Herstellungsart der Prothese der geflochtenen oder gewebten weit überlegen war. Andere Anforderungen, die an ein solches Gefäßtransplantat zu stellen sind, waren zu berücksichtigen, und es müssen folgende Bedingungen erfüllt sein:

Das Transplantat muß eine hohe Zugfestigkeit, Beständigkeit gegenüber Einwirkungen chemischer Art, Elastizität, Biegsamkeit, Dehnbarkeit haben. Es darf nicht knicken, muß leicht einnähbar sein, ein gewisser Grad an Porosität ist notwendig – wir werden den Grund nachher gleich zu besprechen haben. Die Prothese darf nicht carcinogen, muß also biologisch indifferent sein, darf keine

Überempfindlichkeitsreaktionen im Körper hervorrufen, muß schließlich leicht sterilisierbar sein und darf Wasser nicht aufnehmen, also nicht quellbar sein. Es muß nach LINDER auch eine möglichst geringe Gerinnungsaktivität der Kunststoffoberfläche gegeben sein.

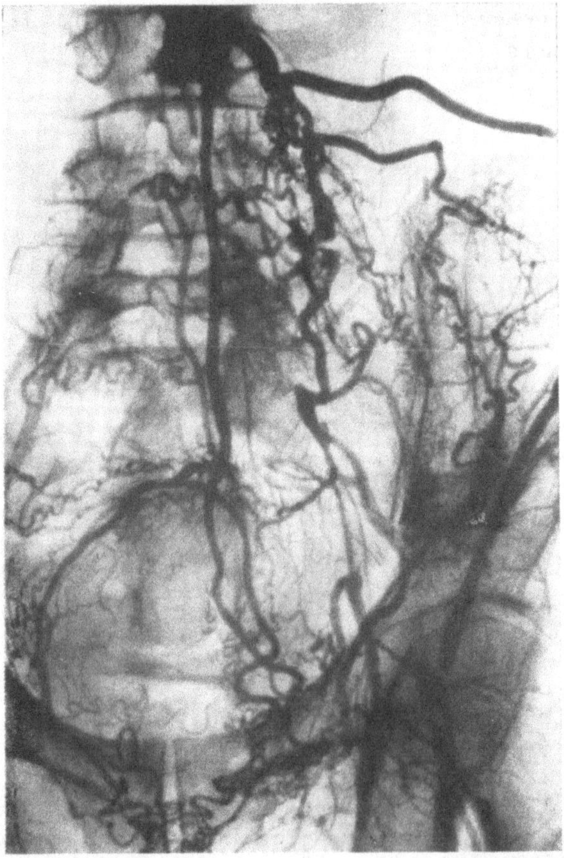

Abb. 4. Doppelseitiger Verschluß an der Teilungsstelle der Aorta

Auf die zahlreichen Versuchsreihen in dieser Richtung möchte ich nicht näher eingehen, sondern nur erwähnen, daß die Kräuselung und damit die Elastizität der Prothese aus Perlon durch eine Bearbeitung mit 55–60% Ameisensäure erzielt wurde. Aber die Kräuselung blieb nach der Implantation nicht auf die Dauer erhalten. Eine entscheidende Wendung trat ein, als uns im Jahre 1959 eine Polyesterfaser, das Lanon, das im wesentlichen dem amerikanischen Dacron entspricht, zur Verfügung gestellt wurde. Es ergab sich, dass die Kräuselung der aus Lanon jetzt nicht mehr von Hand, sondern mit einer Strickmaschine hergestellten Prothesen durch eine Behandlung mit Wasserdampf erzielt werden konnte und die Reißfestigkeit gegenüber dem Perlon durch eine derartige Behandlung eher zu- als abnahm. Zusätzlich wurden die Prothesen noch ca. 3 Tage

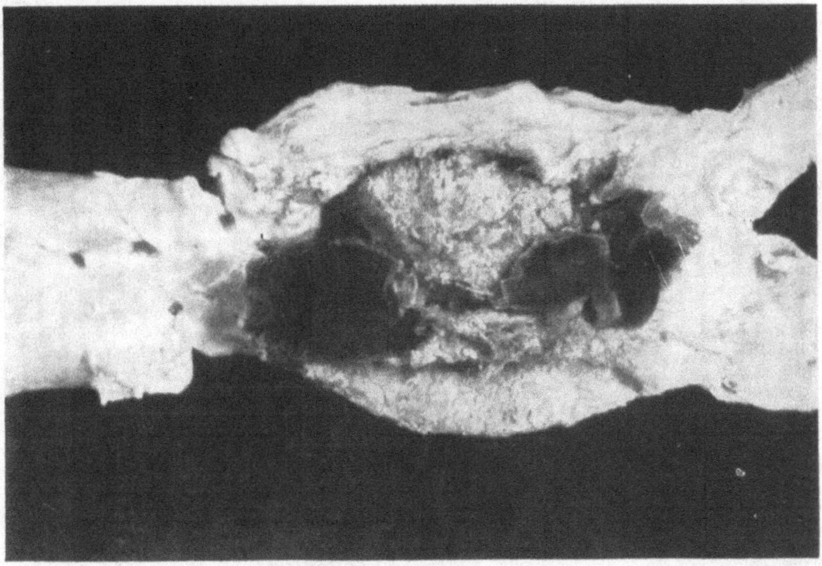

Abb. 5. Aneurysma der Bauchaorta

in Soxhlet-Lösung gewaschen, wobei Rückstände wie Öle, Fette und andere chemische Verunreinigungen isoliert werden.

Es ist jetzt schon ein weiterer Vorteil dieser Prothesen erwähnt: daß sie seitlich einschneidbar sind, ohne auszufasern, was für die Transplantation beim Ersatz von Gefäßabzweigungen von Wert ist (Abb. 6).

Zur Erprobung der Eignung von Gefäßprothesen als Gefäßersatz wurden diese in zahlreichen Versuchen (Paschold) in die Aorta von Hunden nach Resektion eines entsprechend langen Stückes des Gefäßes eingebaut. Dazu sind selbstredend die zeitweise Abklemmung der Aorta und auch eine teilweise Unterbindung von Zwischenrippenarterien notwendig. Die Folge dieser Maßnahmen zeitigte nach Einbau des Gefäßersatzes eine Beobachtung, die für spätere Versuche und auch für Operationen am Menschen von großer Bedeutung wurde.

Eine Reihe der in der eben geschilderten Weise operierten Hunde zeigte nach dem Eingriff, der im ganzen gewöhnlich nicht länger als 20 Minuten in Anspruch zu nehmen pflegte, eine Lähmung der unteren Extremitäten. Diese Erfahrung hat nicht nur für spätere Versuche, sondern auch für Operationen am Menschen einen sehr tiefgründigen Einfluß gehabt.

Die Lähmungserscheinungen waren dadurch bedingt, daß der Körper eine längere Unterbrechung der Blutzufuhr im Bereich der Brustaorta nicht verträgt

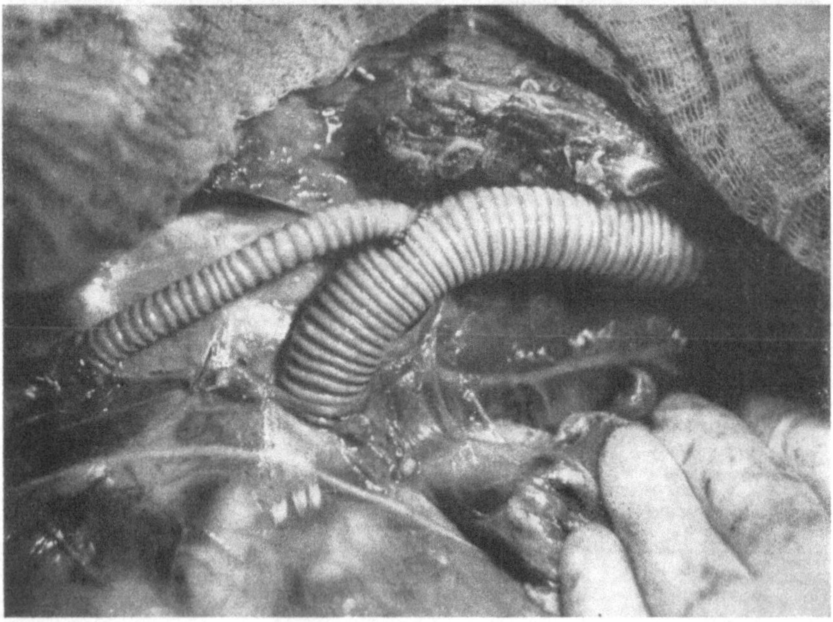

Abb. 6. Implantierte Gefäßprothese mit Seitenabzweigung. Die Kräuselung der Prothese ist deutlich erkennbar (vgl. auch Abb. 11). (Nach PASCHOLD)

und außerdem das von der Aorta bzw. den Zwischenrippenarterien versorgte Rückenmark bei ungenügender Blutzufuhr mit einer irreparablen Lähmung reagiert.

Die Beseitigung dieser Folgeerscheinungen war die Vorbedingung für einen erfolgreichen Eingriff an der Aorta, und sie gelang durch Anbringung eines sog. extraluminären Shunts, so daß der Blutstrom nicht unterbrochen zu werden brauchte und der Eingriff in Ruhe ausgeführt werden konnte. Nach Einpflanzung des Transplantates war es dann leicht möglich, den angelegten Umgehungsweg wieder zu beseitigen. Die Anlegung des Umweges für den Blutstrom wird auch als By-pass bezeichnet. Diese Möglichkeit bei Operationen am Menschen hat sich als segensreich ausgewirkt.

Unter Umständen – das soll noch ergänzend gesagt werden – ist die Beseitigung des By-pass nicht nötig, sondern kann er nach Entfernung des erkrankten Aortenabschnittes belassen werden (Abb. 7).

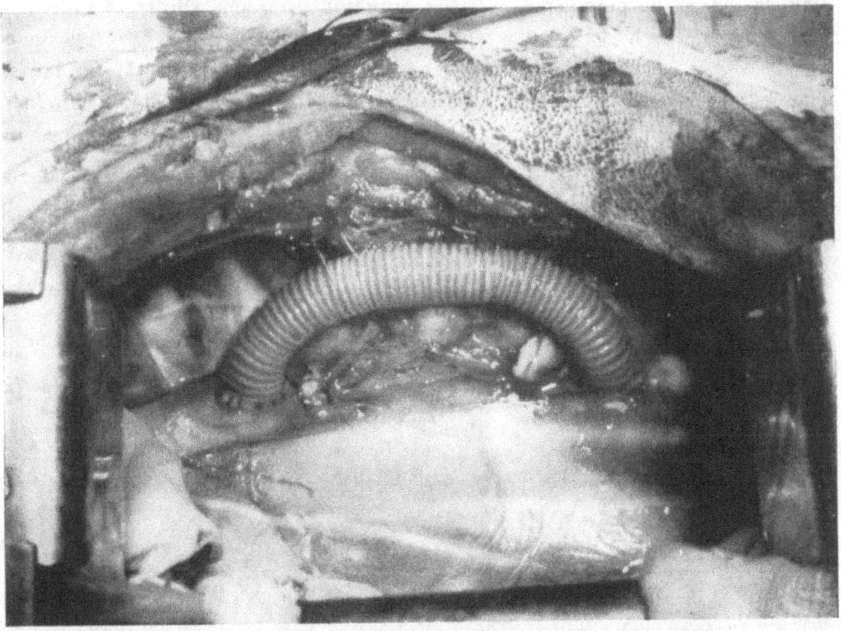

Abb. 7. Einbau einer Prothese in die Aorta als extraluminärer Shunt und Resection des erkrankten Aortenabschnittes. (Nach PASCHOLD)

Eine wichtige Frage war bei den Untersuchungen die nach Freigabe des Blutstromes durch die Prothese aus dieser entstehende Blutung, deren Stärke und Dauer verständlicherweise von der Maschenweite derselben abhängig sein mußten. Diese wurde durch ein entsprechendes Strickverfahren auf einen optimalen Zustand gebracht, worauf sich die Blutung innerhalb kürzester Zeit durch Auflegen warmer Kochsalzkompressen zum Stehen bringen ließ. Selbstverständlich durfte dabei aber auf eine gewisse Maschendurchlässigkeit nicht verzichtet werden aus Gründen, die ich gleich erörtern will.

Der Ersatz von mehr oder weniger großen Abschnitten der Aorta durch die von uns hergestellten Gefäßprothesen wurde in etwa 90 Versuchen am Hund durchgeführt, und der Einheilungsprozeß in bestimmten Zeitabschnitten wurde mit verschiedenen Untersuchungsmethoden verfolgt.

Zunächst wurden Röntgenaufnahmen der kontrastgefüllten Aorta angefertigt. An den Aufnahmen kann man sehr deutlich erkennen, daß bei vollkommen freiem Blutstrom die Kräuselung der Prothese noch deutlich zu erkennen ist, in weiteren Zeitabschnitten aber allmählich verschwindet, weil – das darf hier schon vorweggenommen werden – die Buchten oder Falten der Prothese allmählich durch körpereigenes Gewebe ausgefüllt werden. Dieser Wandlungsprozeß schien nach den angiographischen Untersuchungen im 4.–5. postoperativen Monat im wesentlichen abgeschlossen zu sein. Der Beweis dafür mußte aber erst durch mikroskopische Untersuchungen erbracht werden, die, in einzelnen Zeitabschnitten ausgeführt, erst ein Bild des gesamten Einheilungsprozesses geben konnten.

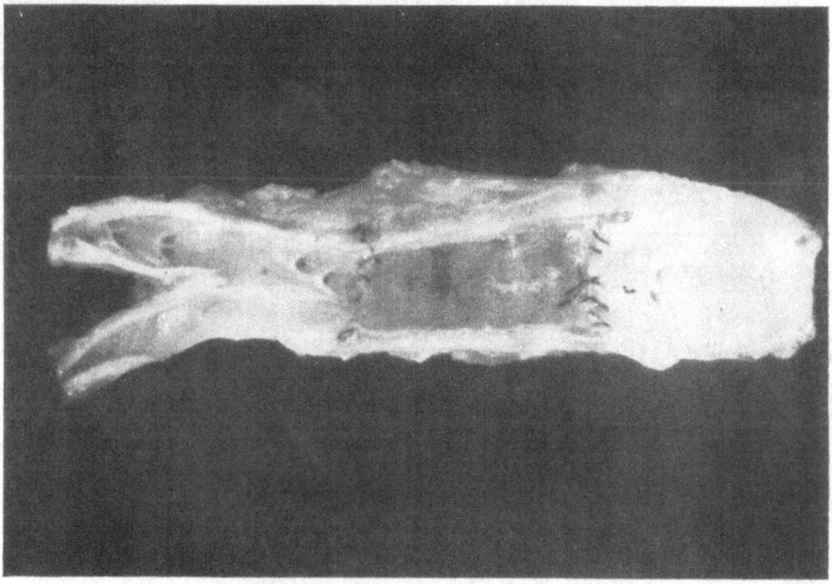

Abb. 8. Gefäßprothese, eingebaut in die Aorta. Ihre Innenfläche ist mit einem dünnen Fibrinüberzug bedeckt. (Nach PASCHOLD)

Es mag eigenartig klingen, aber man kann sagen, daß der Einheilungsprozeß schon ohne weiteres mit der Freigabe des Blutstromes, also am Ende des operativen Eingriffs, beginnt. Sehr schnell bedeckt sich nämlich die Innenfläche der Prothese mit einem zunächst hauchdünnen Fibrinüberzug (Abb. 8), und die Räume zwischen den Maschen der Prothese werden gleichfalls durch Fibrin ausgefüllt. So erklärt es sich, daß die durch die Maschen des Gewebes nach Freigabe des Blutstromes erfolgende Blutung so schnell zum Stillstand kommt.

Für die weiteren geweblichen Vorgänge an der Prothese, für ihre Einheilung ist es von großer Wichtigkeit, daß alle körpereigenen Gewebsschichten der

Prothese unmittelbar anliegen, daß also so subtil operiert wird, daß zwischen dem Fremdkörper und seiner Umgebung kein Hohlraum, kein Blutgerguß entsteht. Daß das vorkommt, kann ich an einem Bilde demonstrieren, an dem man das Haematom gut erkennen und die Prothese frei durch den Hohlraum hindurchziehen sehen kann. Der Bluterguß hat wie ein Isolator für die notwendigen weiteren geweblichen Vorgänge gewirkt.

Hat sich das Gewebe fest und glatt um die Gefäßprothese herumgelegt, so läßt es schon bald eine rege Tätigkeit durch Bildung neuer Bindegewebszellen und Einwachsen derselben in und durch die Maschen des Kunststoffgewebes erkennen. Die Zellen, sog. Fibroblasten, dringen auch in die mit der Zeit dicker gewordene innere Fibrinschicht ein und bilden allmählich aus einer innigen Verflechtung von Bindegewebszügen die innere Hälfte der Gefäßmedia, während der äußere Anteil derselben durch die Prothese und das in ihr und an ihrer Außenwand entstandene Bindegewebe hergestellt wird, das dann in die äußerste Gefäßwandschicht, die Adventitia, übergeht.

Hinzuzufügen ist noch die wichtige Beobachtung, daß sich die innere Fibrinschicht mit einer feinen Zellschicht bedeckt, wie sie auch normalen Gefäßen eigen ist und als Endothel bezeichnet wird. Ihre Zellen stammen zum Teil von den Stumpfenden der Arterie, in die die Prothese eingefügt wurde, jedoch scheint hier die Regenerationskraft nicht über eine Strecke von 1 cm hinauszugehen, die übrigen Zellen werden von den in das Fibrin einwachsenden Zellkomplexen gestellt.

Zusammenfassend kann man in bezug auf diese Beobachtungen sagen, daß der Körper imstande ist, innerhalb weniger Monate unter Einbeziehung des alloplastischen Materials ein Gefäß aufzubauen, das allen Anforderungen an ein normales Blutgefäß entspricht. Es handelt sich um eine Arterioneogenese, die man zwar nicht als echte Arterienneubildung bezeichnen kann, die aber, trotzdem sie eine narbige Defektheilung in biologischem Sinne ist, in funktioneller Hinsicht früheren Arterientransplantaten weit überlegen ist.

Mit den Resultaten der geschilderten Untersuchungen konnten wir (Paschold) uns aus verschiedenen Gründen aber noch keineswegs zufriedengeben. Wenn auch Versuche mit alloplastischen Gefäßprothesen schon in Deutschland durch Petri und Heberer, Vollmar u. a. in sehr schöner Weise durchgeführt worden waren, so blieb eine sich geradezu zwangsläufig aufdrängende Frage von ihnen noch ungeklärt oder war nur am Rande gestreift worden; es handelt sich um die Frage, in welcher Weise die Gewebe des neugebildeten Gefäßes nach der Operation ernährt werden. Wir haben versucht, auch diese Frage zu klären. Zunächst wissen wir durch die Untersuchungen des Hamburger Anatomen Staubesand und seines Mitarbeiters Haas, daß die Intima des Gefäßes, also die innerste Schicht und das subendotheliale Grenzgebiet, tatsächlich kapillarfrei sind und ihre Ernährung von der Blutseite erfolgen muß.

Die übrigen Gefäßwandschichten werden normalerweise durch Blutzufuhr auf dem Weg von Capillaren, also feinsten Haargefäßen, in einem Stoffwechselgleichgewicht und so am Leben erhalten. Meine Mitarbeiter haben auch die Frage zu klären versucht, ob und wie die Vaskularisierung der künstlich gebildeten Gefäßwand erfolgt. Bisher fanden sich in den Arbeiten von PETRI und HEBERER und CATCHPOLE und CURRAN einige wenige Mitteilungen, daß sie in der Wand der neuen Gefäße Capillarbildung beobachtet hätten. Um die Frage endgültig zu klären, wurde eine neue Versuchsreihe angesetzt, die darin bestand, daß der Gefäßabschnitt mit der Prothese mit einer von STAUBESAND 1957 entwickelten Methode mit einer in Kochsalzlösung verdünnten Tusche unter Beifügung des Netzmittels „Tween-Bayer" als oberflächenentspannende Substanz von einem benachbarten Blutgefäß injiziert wurde.

Das so gewonnene Präparat wurde nach Fixierung in Formalin mit Methylbenzoat transparent gemacht und zwischen 2 Glasplatten in Colophonium oder Celodal-Merck eingegossen. Die Betrachtung der verhältnismäßig dicken Präparate erfolgte mit einer binocularen Lupe. Die photographischen Bilder waren einmal von der Intima, das andere Mal von der Außen-, also der Adventitiaseite, gemacht worden.

Das Resultat dieser Untersuchungen war übereinstimmend, daß sich schon in den ersten Monaten nach der Operation ein gut anfärbbares Kapillarnetz an der Außenseite der Prothese ausbildet. Es reicht bis an die Prothese heran, wächst an den Nahtstellen manchmal über diese hinweg, durchbricht sie aber anscheinend nicht oder nur in ganz geringem Umfange die Prothesenmaschen, um dann bis in die innere Mediaschicht hineinzureichen. Die innere Gewebsschicht des neugebildeten Gefäßes schien in der Hauptsache gefäßfrei zu sein, und nirgends konnte ein Überschreiten der Prothesenschwelle festgestellt werden.

Trotzdem meine Mitarbeiter auf diese Untersuchungen viele Mühe verwendet und wir uns eine wesentliche Klärung der Durchblutungsverhältnisse versprochen hatten, waren wir mit den Resultaten doch nicht zufrieden, zumal sie in einem gewissen Widerspruch zu den Befunden von PETRI und HEBERER und CATCHPOLE und CURRAN, die ein Durchwachsen der Prothese durch Blutgefäßkapillaren festgestellt zu haben glaubten, standen.

Die Frage der Ernährung bzw. Blutversorgung des neugebildeten Gefäßabschnittes war deshalb nur mit Hilfe von Schnittserien zu lösen, die im Mikroskop mit stärkerer Vergrößerung betrachtet werden konnten.

Es ist nun jedem, der sich mit histologischen Schnitten und der Technik ihrer Herstellung beschäftigt, bekannt, daß es außerordentlich schwierig ist, brauchbare Schnitte zu erhalten, wenn in dem zu untersuchenden Gewebsabschnitt neben dem normalkonsistenten Gewebe Fremdkörper – in diesem Fall die Prothese – liegen, die sich infolge ihrer viel härteren Konsistenz schwer schneiden lassen, das Fremdkörpergewebe zerreißen, wobei auch das Körpergewebe zerstört wird, so daß einwandfreie mikroskopische Untersuchungen kaum möglich sind.

Nach vielen Versuchen, die ich hier übergehen darf, wurde eine Methode gefunden – Härtung der Präparate und Einbettung in Gelatine, die die Gewinnung einwandfreier mikroskopischer Schnitte gestattete. Ich kann an Hand von mehreren Beispielen (Abb. 9) zeigen, daß uns der Nachweis nunmehr

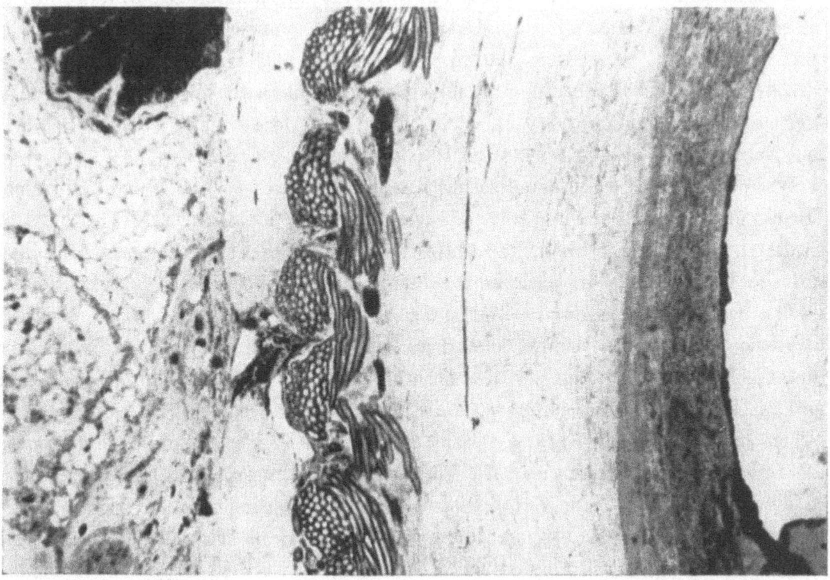

Abb. 9. Längsschnitt durch eine eingebaute Prothese mit Neubildung der Gefäßwandschichten; die durch die Maschen der Prothese eingewachsenen Capillaren sind mit Tusche gefüllt. (Nach PASCHOLD)

gelang, daß tatsächlich beim Einheilungsprozeß der Prothese feine Blutkapillaren durch die Maschen der Prothese hindurchwachsen und bis in die Schichten der Gefäßmedia eindringen und diese mit Blut versorgen. Die innerste Schicht, die Intima, bleibt frei von Gefäßen und wird von dem strömenden Blut aus gespeist.

Wenn ich das Resultat der experimentellen Versuche, die mehrere Jahre in Anspruch nahmen, zusammenfasse, so gelang es uns, Gefäßprothesen herzustellen und zu erproben, die auch materialmäßig den amerikanischen gegenüber als gleichwertig angesehen werden müssen, zumal sie aus gleichen Grundstoffen – Lanon-Decron-Grisuten – angefertigt wurden. Dabei wurden die Einheilungsvorgänge studiert und Vorgänge geklärt, die bisher noch nicht so eindeutig klargestellt worden waren.

Ich darf noch hinzufügen, daß auch die hämodynamischen Verhältnisse nach der Einpflanzung der Prothese eingehenden Untersuchungen unterworfen wurden. Ein überaus wichtiges Moment ist die Möglichkeit und Gefahr einer Thrombose im Bereich des Transplantates, die den Erfolg des Eingriffs illusorisch machen würde. Es zeigte sich, daß es von wesentlicher Bedeutung ist, daß das Transplantat ein Lumen wie die ursprüngliche Arterie haben und mit einer gewissen Spannung eingenäht werden muß, um eine Verlangsamung des Blutstromes an dieser Stelle und damit eine der Ursachen der Thrombosierung zu vermeiden. Es stand weiter zu befürchten, daß die anfänglich noch rauhere Oberfläche der Prothese und ihre Kräuselung gleiche Gefahren heraufbeschwören könnte. Das war aber nicht der Fall, weil, wie ich gezeigt habe, die Innenfläche der Prothese sich sehr schnell mit einem glatten Fibrinüberzug bedeckt.

Weiter waren die Blutdruckverhältnisse von Interesse. Wir haben zahlreiche Druckkurven aufgezeichnet und übereinstimmend mit LINDER, NEUHAUS und SCHMITZ feststellen können, daß trotz der geringeren Elastizität der Alloplaste auf die Dauer keine wesentliche Beeinträchtigung des Gesamtkreislaufes festzustellen war, trotzdem unmittelbar nach einem Eingriff an der Brustaorta der elastische Widerstand vorübergehend auf das Dreifache erhöht sein konnte. Bei distal gelegenen Plastiken soll der Durchmesser der Prothese 160% des Wirtsgefäßes keinesfalls überschreiten, um einer Stase und Thrombose vorzubeugen.

Ich habe schon zu Anfang betont, daß das Ziel der geschilderten experimentellen Untersuchungen war, die Vorbedingungen zu erproben und festzulegen, unter denen alloplastische Gefäßprothesen bei menschlichen Gefäßerkrankungen mit Erfolg zur Anwendung gebracht werden können. Ich muß deshalb jetzt einen Überblick über die bisher beim Menschen gemachten Erfahrungen geben.

Zur besseren Übersicht möchten wir zwischen zwei Hauptgruppen von Erkrankungen unterscheiden:

1. den Aneurysmen der Aorta, also ihren sackartigen oder spindelförmigen Erweiterungen, einem Leiden, das wegen der Gefahr des Platzens eine stete Lebensgefahr darstellt, und
2. den Verschlußkrankheiten der großen Gefäßstämme, wobei es weniger von Interesse ist, ob sie auf angeborener oder krankhaft erworbener Grundlage entstanden sind.

Zur ersten Gruppe ist zu sagen, daß es mit der alloplastischen Gefäßprothese möglich ist, die Aneurysmen in jedem Abschnitt der Aorta, sogar im Bereich des Aortenbogens zu beseitigen und durch eine Prothese zu ersetzen. Während die Aneurysmen der Bauchaorta kein besonderes technisches Problem darstellen, auch der Ersatz der Brustaorta unterhalb des Aortenbogens keine übermäßigen

Schwierigkeiten bereitet, gestalten sich die Verhältnisse dann überaus kompliziert, wenn das Aneurysma auch den Mittelabschnitt der Aorta miteinbezogen hatte, von dem alle großen Arterien für die inneren Organe des Bauches abgehen. DE BAKEY in Texas gelang die Überwindung auch dieser Komplikation durch Einpflanzung einer Prothese mit Abzweigungen für die Gefäße der Nieren, des Darmes und der übrigen Bauchorgane, eine Meisterleistung ersten Ranges.

Liegt das Aneurysma im Bereich des Aortenbogens, so muß entweder unter vorherigem Anlegen eines By-passes zwischen proximalen und distalem Aortenabschnitt oder unter Anwendung der Herz-Lungen-Maschine operiert werden, wobei eine entscheidende Rolle die Rücksicht auf eine dauernd ausreichende Blutversorgung des Schädels bzw. des Gehirns spielt. Nachuntersuchungen von so durch DE BAKEY operierten Kranken haben ein anscheinend durchaus befriedigendes Resultat ergeben.

Bei der zweiten Gruppe, den Verschlußkrankheiten der großen Arterienstämme, ist Ziel der Behandlung, gleich welcher Ätiologie sie sind, die Wiederherstellung der normalen Strombahn. Da die Verschlüsse meist nur relativ kurze Abschnitte der Arterien betreffen, ist die Vorbedingung für einen Erfolg eines Eingriffes gewöhnlich gegeben, wenn oberhalb und unterhalb des Verschlusses eine freie, nicht oder nur wenig veränderte Strombahn vorhanden ist, so daß zwischen beiden Abschnitten eine neue Verbindung hergestellt werden kann. Dabei darf nicht übersehen werden, daß es sich bei fast allen Verschlußkrankheiten um ein gewöhnlich generalisiertes Leiden handelt, das zur Progredienz neigen kann. Aussichten auf einen Erfolg eines gefäßplastischen Eingriffs bestehen also nur dann, wenn die Erkrankung einen segmentären Charakter zeigt und das Grundleiden – meist die Arteriosklerose – keine Neigung zu schnellem Fortschreiten zeigt und der Verschluß überhaupt an einem noch operablen Gefäßabschnitt gelegen ist.

Die Abb. 10 veranschaulicht den erfolgreichen Einbau einer alloplastischen Prothese bei einer angeborenen Aortenverengerung, der sogenannten Isthmusstenose. Der Eingriff liegt jetzt 5 Jahre zurück, und der Patientin geht es gut.

Eine bemerkenswerte Tatsache ist, daß die erworbenen Verschlüsse der großen Arterien sich meist auf bestimmte Abschnitte derselben beziehen und somit eine Unterteilung in eine Reihe von Typen möglich ist.

Wir kennen Verschlüsse der großen, vom Aortenbogen abgehenden, den Schädel und das Gehirn versorgenden Arterien, die Symptome von Hirndurchblutungsstörungen oder bei vollkommenem Verschluß das Bild eines Schlaganfalles erzeugen. Wird die Ursache dieser Erscheinungen durch ein Arteriogramm rechtzeitig erkannt, so kann durch einen Eingriff Abhilfe geschaffen werden.

Es kann sich wie bei allen Arterienverschlüssen um die Wahl zwischen mehreren Möglichkeiten handeln: einer Thromboendarteriektomie, also einer Entfernung des Hindernisses und Verschluß der Arterie unter Zuhilfenahme eines meist autoplastischen Transplantates, z. B. eines Venenstückes, um eine Einengung der Strombahn zu vermeiden, oder einer Resektion des entsprechenden Gefäß-

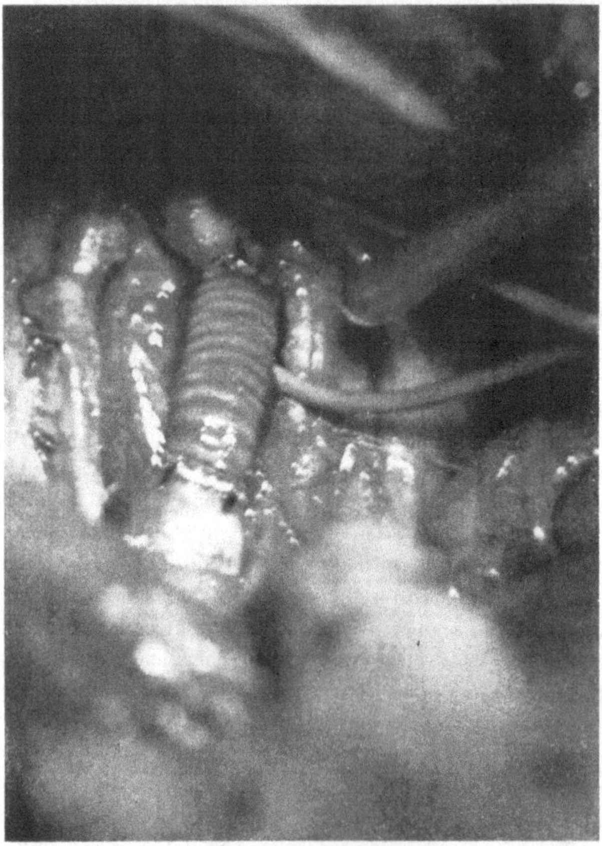

Abb. 10. Ersatz einer Verengerung der Aorta dicht unterhalb des Aortenbogens (Aortenisthmusstenose) durch eine alloplastische Gefäßprothese. (Chirurg. Klinik Erfurt)

abschnittes und Ersatz desselben durch ein Transplantat oder schließlich einer Umleitung des Blutstromes mit einem By-pass-Transplantat.

Auf diese Weise können die Ausfallserscheinungen wieder vollständig zum Rückgang gebracht werden. Nach DE BAKEY wird dem By-pass heute meist der Vorzug gegeben.

Überlegt man sich die bisher irreparablen Konsequenzen einer unter Umständen lebensbedrohlichen cerebralen Durchblutungsstörung, so ist die Möglichkeit einer Umgehung des Blutstromhindernisses durch ein Transplantat als ein besonderer Erfolg moderner Gefäßchirurgie zu bewerten. Es wäre reizvoll, auf die Symptomatik der Verschlußlokalisation an den Ästen des Aortenbogens einzugehen. Doch soll hier auf eine solche Ausweitung meiner Ausführungen verzichtet werden.

Betrachten wir den unteren Abschnitt der Aorta, so treten hier besonders häufig Verschlüsse der Strombahn mehr umschriebener oder größerer Ausdehnung auf, die auf arteriosklerotisch-thrombotischer Grundlage beruhen. Bei der ersten Gruppe wird die Resektion des erkrankten Abschnittes und Ersatz durch ein Transplantat in Frage kommen, wobei auch die Gabelung der Aorta in ihre 2 Hauptäste (die aa iliacae commun.) mit entfernt werden kann. Entsprechende gegabelte Ersatzstücke stehen zur Verfügung (Abb. 11).

Bei einer größeren Ausdehnung des krankhaften Prozesses bevorzugt man heute auch hier mehr die By-pass-Operation, wobei das Transplantat unter Um-

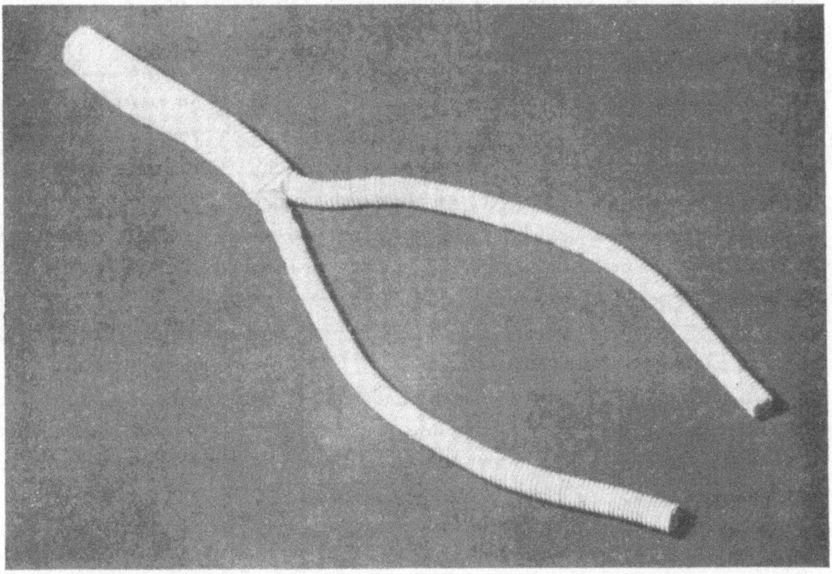

Abb. 11. Prothese für die Aorta und ihre beiden Hauptäste (a. iliaca communis). (Nach PASCHOLD)

ständen eine nicht unbeträchtliche Länge haben muß, um z. B. einen Abschnitt von der Leistenbeuge bis zur Kniekehle zu überbrücken.

Eine weitere Gruppe von Arterienverschlüssen betrifft die Nierenarterien, durch die der sog. renovaskuläre Hochdruck erzeugt wird. Diese Verschlüsse sind meist verhältnismäßig umschrieben. Das wichtigste diagnostische Mittel ist wiederum die Aortographie. Der einzuschlagende operative Weg ist entweder wieder die

Entfernung des Hindernisses nach Eröffnung der Arterie und Verschluß derselben durch Naht unter Zuhilfenahme eines sog. Patch, eines aus Plastikstoff bestehenden Blattes, oder eines Venenstreifens (Schlich), um durch die Naht keine Verengerung des Gefäßlumens eintreten zu lassen, oder die meist auch hier geübte By-pass-Operation.

Das gleiche Verfahren kann bei den selteneren Verschlüssen der großen Eingeweidearterien (A. coeliaca, A. mesenterica sup.) zur Anwendung kommen.

Die größten Erfahrungen mit all diesen Krankheitsformen und den verschiedenen Operationsverfahren hat man in den Vereinigten Staaten (DE BAKEY) sammeln können, aber ich darf nicht verhehlen, daß wir selbst mit der Anwendung unserer Prothesen gute Erfolge haben. In Deutschland verfügt LINDER in Heidelberg bisher über die meisten mit Erfolg operierten Krankheitsfälle der geschilderten Art. Er konnte erst jüngst über 350 erfolgreich operierte einschlägige Fälle berichten.

Um einen Einblick in das Erfahrungsgut von DE BAKEY zu geben, möchte ich erwähnen, daß es bis zum Jahre 1961 über 4729 einschlägige operierte Krankheitsfälle verfügte. Dabei ist die operative Mortalität erstaunlich gering, und besonders interessant und wichtig ist die Tatsache, daß bei Nachuntersuchungen noch nach bis zu 6 Jahren die meisten Prothesen angeblich durchgängig waren.

Wenn man bedenkt, daß durch die geschilderten operativen Maßnahmen viele Extremitäten von der Amputation wegen Brandigwerdens, viele Menschen vor Siechtum oder sogar plötzlichem Tod, z. B. durch Platzen eines Aneurysmas, bewahrt werden konnten, so kann der Fortschritt auf dem Gebiet der Gefäßchirurgie nicht hoch genug eingeschätzt werden.

Die plastische Gefäßchirurgie ist ein ganz junges Gebiet chirurgischer Arbeit, und Erfahrungen über Bewährung der Prothesen über lange Zeit bleiben erst abzuwarten. Zwei Komplikationen der Gefäßprothetik können nicht übersehen werden:

Erstens ist die Thrombosierung des Prothesenlumens zu nennen, wobei frühzeitige Thrombosen meist auf diagnostischen oder chirurgisch-technischen Fehlern beruhen, während Thrombosen, die nach Monaten oder Jahren auftreten, entweder auf ein Fortschreiten des Grundleidens oder eine biologische Insuffizienz der Kunststoffarterien zurückgeführt werden müssen, wobei nach LINDER „der Verlust der Flexibilität im Verein mit einer unvollständigen Endothel-Neubildung" häufig zu einer Spätthrombose besonders im Bereich von stark bewegten Gelenkbeugen (Achselhöhle, Kniekehle) führen kann. Eine über längere Zeit durchgeführte Behandlung mit Antikoagulantien ist nach LINDER deshalb empfehlenswert. Selbstverständlich hat auch ein Infekt der Prothesenumgebung einen sehr negativen Einfluß auf die Einheilung und Funktionsfähigkeit der Prothese.

Und zweitens ist noch ein Gefahrenmoment zu erwähnen, über das heute noch kein Urteil gefällt werden kann: es sind die Gefahr der Materialermüdung und das Problem der Tumorbildung durch die Prothese. Bedenkt man, daß die Latenzperiode bei anderen Kunststoffen, die sich als cancerogen herausgestellt haben, nicht selten 15–20 Jahre beträgt, so wird die Geduld auch bei den Kunststoffprothesen bis zur endgültigen Beurteilung ihrer Brauchbarkeit und Unschädlichkeit noch einige Zeit in Anspruch nehmen.

Als ich vor kurzer Zeit aus einem anderen Anlaß in den Goetheschen Maximen und Reflexionen blätterte, fand ich in den Heften zur Morphologie einen manchem sicher bekannten Ausspruch:

„Die Wissenschaft hilft uns vor allem, daß sie das Staunen, wozu wir von Natur berufen sind, einigermaßen erleichtere; sodann aber, daß sie dem immer gesteigerten Leben neue Fertigkeiten erwecke zur Abwendung des Schädlichen und Einleitung des Nutzbaren.“

Ich glaube, diese Worte passen zu diesem Kapitel aus der Gefäßchirurgie, indem wir bei unseren experimentellen Untersuchungen stets staunend die Anpassungsfähigkeit des Körpers an veränderte Verhältnisse und die Regenerationskraft der Gewebe bewundern konnten.

Durch die Gefäßprothesen und ihre experimentelle Erprobung sowie ihre Anwendung beim Menschen konnten und können Schädlichkeiten, die den Menschen gefährden, abgewendet und somit Nutzbares geleistet werden.

In diesem Sinne bitte ich auch unsere Bemühungen um das Problem des Blutgefäßersatzes beurteilen zu wollen.

LITERATUR

DE BAKEY, M. HOUSTON (USA): Zbl. f. Chir. *84*, 18, S. 710 (1959).

DE BAKEY, COOLEY, CRAWFORD and MORRIS: Amer. Surg. *24*, 862 (1958). – Zbl. f. Chir. Heft 22, S. 1268 (1960).

DE BAKEY, M. und GIESSLER, R.: Arch. f. klin. Chir. *298*, S. 294 (1961).

CATCHPOLE, B. N. und B. C. CURRAN: Surg. *44*, 994 (1958).

HEBERER, G.: Arch. f. klin. Chir. *295*, S. 637 (1960). (Verh. d. Deutschen Ges. f. Chir.).

LINDER: Arch. f. klin. Chir. *282*, S. 655 (1955) und *284*, S. 716 (1956).

LINDER, F., J. VOLLMAR und W. SCHMITZ: D. M. W. 1963.

LINDER, F. und W. SCHMITZ: Chirurg *30*, S. 49 (1959).

PASCHOLD, K.: Experimentelle Untersuchungen zur Implantation deutscher Kunststoffe als Gefäßersatzmaterial. Habilitationsschrift Erfurt 1960.

PASCHOLD, K.: Zbl. f. Chir. *84*, 46, S. 1871 (1959).

PASCHOLD, K. : Bull. de la Soc. Internationale de Chirurgie, *19*, 2, S. 146–152 (1960).

PASCHOLD, K.: Arch. f. klin. Chir. *292* (76. Tagg. d. Deutsch. Ges. für Chirugie), S. 853 (1959).

PASCHOLD, K.: Zbl. f. Chir., *86*, 4a, S. 252 (1961).

PASCHOLD, A.: Arch. f. Chir., *295* (77. Tagg. d. Deutsch. Ges. f. Chir.), S. 766 (1960).

PASCHOLD, K. und WOLF, O.: Zbl. f. Chir., *85*, 1, S. 8 (1960).

PETRY, G. und HEBERER, G.: Arch. f. Chir. *286*, S. 249 (1957).

SCHLICHT, L.: Verhandl. d. Deutsch. Ges. f. Chir., Arch. f. klin. Chir. *298*, S. 326 (1961).

VOLLMAR, J.: Arch. f. klin. Chir. *295*, S. 761 (1960).

BERICHTE ÜBER DIE VERHANDLUNGEN DER SÄCHSISCHEN AKADEMIE DER WISSENSCHAFTEN ZU LEIPZIG (Ab Band 105: SITZUNGSBERICHTE DER SÄCHSISCHEN AKADEMIE DER WISSENSCHAFTEN ZU LEIPZIG)

MATHEMATISCH-NATURWISSENSCHAFTLICHE KLASSE

Band 97

Heft 1 Prof. Dr. ERICH STRACK, Beobachtungen über den endogenen Anteil des Kot-Stickstoffs
24 Seiten – 8° – 1949 – DM 2,50 *(vergriffen)*

Heft 2 Prof. Dr. ERNST HÖLDER, Über die Variationsprinzipe der Mechanik der Kontinua
13 Seiten – 8° – 1950 – DM 2,75 *(vergriffen)*

Heft 3 Dr. H. GERSTNER / Dr. H. BAARK / Dr. H. GRAUL, Der Wechselstromwiderstand der Froschhaut
25 Seiten – 8° – 1950 – DM 2,75 *(vergriffen)*

Heft 4 Prof. Dr. HERBERT BECKERT, Existenz- und Eindeutigkeitsbeweise für das Differenzenverfahren zur Lösung des Anfangswertproblems, des gemischten Anfangs-Randwert- und des charakteristischen Problems einer hyperbolischen Differentialgleichung zweiter Ordnung mit zwei unabhängigen Variablen 42 Seiten – 8° – 1950 – DM 9,–

Heft 5 Prof. Dr. HERBERT BECKERT, Über quasilineare hyperbolische Systeme partieller Differentialgleichungen erster Ordnung mit zwei unabhängigen Variablen. Das Anfangswertproblem, die gemischte Anfangs-Randwertaufgabe, das charakteristische Problem
68 Seiten – 8° – 1950 – DM 14,50 *(vergriffen)*

Heft 6 Prof. Dr.-Ing. ENNO HEIDEBROEK, Das Verhalten von zähen Flüssigkeiten, insbesondere Schmierflüssigkeiten, in engen Spalten
Nachdruck – 40 Seiten – 24 Abbildungen – 8° – 1952 – DM 5,80 *(vergriffen)*

Heft 7 Prof. Dr. HANS SCHUBERT, Über eine lineare Integrodifferentialgleichung mit Zusatzkern
52 Seiten – 8° – 1950 – DM 9,25 *(vergriffen)*

Heft 8 Dipl.-Phys. HERMAR KRUPP, Bestimmung der allgemeinen Lösung der Schrödinger-Gleichung für Coulomb-Potential 28 Seiten – 8° – 1950 – DM 5,50 *(vergriffen)*

Band 98

Heft 1 Prof. Dr. WALTER SCHNEE, Über magische Quadrate und lineare Gitterpunktprobleme
48 Seiten – 8° – 1951 – DM 4,65 *(vergriffen)*

Heft 2 Prof. Dr.-Ing. ENNO HEIDEBROEK, Über die Beziehungen zwischen Schmierung und Verschleiß bei geschmierter Gleitreibung
Nachdruck – 36 Seiten – 5 Abbildungen – 8° – 1954 – DM 2,75

Heft 3 Prof. Dr.-Ing. e. h. KARL KEGEL, Der Salzstock Mirowo bei Provadia in Bulgarien
26 Seiten – 9 Abbildungen – 8° – 1951 – DM 3,– *(vergriffen)*

Heft 4 Prof. Dr. HERBERT BECKERT / Prof. Dr. HANS SALIÉ, Bemerkungen über die Verbiegung hyperbolisch gekrümmter Flächenstücke / Über Abels Verallgemeinerung der binomischen Formel 22 Seiten – 2 Abbildungen – 8° – 1951 – DM 2,25 *(vergriffen)*

Heft 5 Prof. Dr. ERICH STRACK, Die Dauerinfusion als Verfahren zur Erforschung des Kohlenhydratstoffwechsels des Tierkörpers 20 Seiten – 8° – 1952 – DM 2,– *(vergriffen)*

Band 99

Heft 1 Prof. Dr HEINRICH BRANDT, Über das quadratische Reziprozitätsgesetz
18 Seiten – 8° – 1951 – DM 1,90 *(vergriffen)*

Heft 2 Prof. Dr. GEORG SPACKELER, Der Gebirgsdruck und seine Beherrschung durch den Bergmann
36 Seiten – 12 Abbildungen – 8° – 1951 – DM 1,65 *(vergriffen)*

Heft 3 Prof. Dr. ERNST DIEPSCHLAG, Die Anwendbarkeit der Regelungstechnik in der Hüttenindustrie
38 Seiten – 12 Abbildungen – 8° – 1952 – DM 3,90

Heft 4 Prof. Dr. ALBERT FROMME, Die Bedeutung der Entwicklungsgeschichte, besonders des Mesenchyms für die Klinik 24 Seiten – 8° – 1952 – DM 1,75 *(vergriffen)*

Heft 5 Dr. ROBERT BÖKER, Die Entstehung der Sternsphäre Arats
68 Seiten – 4 Abbildungen – 2 Falttafeln – 3 Tabellen – 8° – 1952 – DM 5,60

Band 100

Heft 1 Prof. Dr. HEINRICH BRANDT, Über Stammfaktoren bei ternären quadratischen Formen 24 Seiten – 8° – 1952 – DM 2,25

Heft 2 Dr. PAUL GÜNTHER, Zur Gültigkeit des Huygen'schen Prinzips bei partiellen Differentialgleichungen vom normalen hyperbolischen Typus 43 Seiten – 8° – 1952 – DM 5,–

Heft 3 Dr. ALFRED MÜLLER, Die Schaubarkeit in der Axonometrie 22 Seiten – 3 Falttafeln – 8° – 1952 – DM 3,–

Heft 4 Prof. Dr.-Ing. ENNO HEIDEBROEK, Die Beziehungen zwischen Härte, Schmierung und Verschleißfestigkeit Nachdruck – 40 Seiten – 10 Abbildungen – 8° – 1954 – DM 3,40

Heft 5 Prof. Dr. ROBERT SCHRÖDER, Frauenheilkunde in Forschung und Praxis 22 Seiten – 8° – 1952 – DM 1,35

Heft 6 Dr. ROLF REISSIG, Die pandiagonalen Quadrate vierter Ordnung 54 Seiten – 8° – 1952 – DM 5,–

Heft 7 Prof. Dr. MAX ROBITZSCH, Die Erforschung der Atmosphäre, ihre Methodik und ihre Probleme 30 Seiten – 12 Abbildungen – 4 Kunstdrucktafeln – 8° – 1953 – DM 2,50

Band 101

Heft 1 Prof. Dr. KURT SCHWABE, Periodische Erscheinungen bei der anodischen Auflösung des Zinks 33 Seiten – 14 Abbildungen – 8° – 1954 – DM 3,–

Heft 2 Dr. UDO PIRL, Positive Lösungen einer nichtlinearen Integralgleichung 44 Seiten – 2 Abbildungen – 8° – 1953 – DM 4,–

Heft 3 Dr. JOACHIM FOCKE, Asymptotische Entwicklungen mittels der Methode der stationären Phase 2. unveränderte Auflage – 48 Seiten – 8° – 1957 – DM 4,80 *(vergriffen)*

Heft 4 Prof. Dr. HANS SALIÉ, Zur Verteilung natürlicher Zahlen auf elementfremde Klassen 26 Seiten – 8° – 1954 – DM 2,50

Heft 5 Prof. Dr.-Ing. ENNO HEIDEBROEK, Die Verantwortlichkeit des Ingenieurs 22 Seiten – 8° – 1954 – DM 1,–

Heft 6 Prof. Dr. HANS SCHUBERT / Dr. ERICH SCHINCKE, Zur Ermittlung von Unterschallströmungen mit der Transformationsmethode bei quadradischer Approximation der Adiabate 32 Seiten – 6 Abbildungen – 2 Tabellen – 8° – 1955 – DM 2,30

Heft 7 Dr. HELMUT SCHAEFER, Neue Existenzsätze in der Theorie nichtlinearer Integralgleichungen 40 Seiten – 8° – 1955 – DM 2,40

Band 102

Heft 1 Dr. PAUL GÜNTHER, Über einige spezielle Probleme aus der Theorie der linearen partiellen Differentialgleichungen zweiter Ordnung 50 Seiten – 8° – 1957 – DM 4,60 *(vergriffen)*

Heft 2 Prof. Dr. HANS SCHUBERT / Dr. ERICH SCHINCKE, Zum Konturproblem der Hodographenmethode im Unterschall 25 Seiten – 8° – 1957 – DM 2,20

Heft 3 Prof. Dr. FRANZ RUNGE, Über die Polymerisation ungesättigter organischer Verbindungen 13 Seiten – 1 Tabelle – 8° – 1957 – DM 1,–

Heft 4 Dr. VICTOR VÂLCOVICI, Une extension des liaisons non holonomes et des principes variationnels 39 Seiten – 8° – 1958 – DM 2,40

Heft 5 Dr. ROLF KLÖTZLER, Beiträge zur Theorie mehrdimensionaler Variationsprobleme mit geknickten Extremalen 72 Seiten – 8° – 1958 – DM 4,30

Heft 6 Prof. Dr. PAULA HERTWIG, Strahlenschäden und Strahlenschutz im zellulären Bereich 43 Seiten – 14 Abbildungen im Text und auf 4 Tafeln – 6 Tabellen – 8° – 1957 – DM 2,–

Heft 7 Prof. Dr. WILHELM TREIBS, Entwicklungslinien der organischen Chemie 25 Seiten – 8° – 1957 – DM 1,40

Band 103

Heft 1 Prof. Dr. GEORG SPACKELER, Über die Möglichkeit einer Lieferung von Magnesiumsulfat als Düngemittel seitens des Kalibergbaus der Deutschen Demokratischen Republik.
Prof. Dr. ANTON ARLAND, Magnesium im Landbau
38 Seiten – 1 Abbildung – 2 Landkarten – 8° – 1958 – DM 1,90

Heft 2 Prof. Dr. HEINRICH BREDT, Über den Tod. Eine naturwissenschaftliche Betrachtung 26 Seiten – 8° – 1958 – DM 1,10 *(vergriffen)*

Heft 3 Dr. HANS WUSSING, Über Einbettungen endlicher Gruppen 38 S. – 8° – 1958 – DM 2,50

Heft 4 Prof. Dr. ERNST NEEF, Über die Veränderlichkeit unserer geographischen Umwelt
19 Seiten – 8° – 1959 – DM 1,20

Heft 5 Prof. Dr. WOLFGANG LANGENBECK, Zur Biochemie der Spurenmetalle. Mit Diskussionsbeiträgen
16 Seiten – 4 Tabellen – 8° – 1959 – DM 1,–

Heft 6 Prof. Dr. HANS SCHUBERT / Dr. ERICH SCHINCKE, Die Berechnung einer zirkulationslosen Unterschallströmung um den Kreiszylinder mit der Hodographenmethode
42 Seiten – 12 Abbildungen – 4 Tabellen – 8° – 1959 – DM 4,20

Heft 7 Prof. Dr. PAULA HERTWIG, Anpassung, Vererbung und Evolution
35 Seiten – 14 Abbildungen – 8° – 1959 – DM 3,20

Band 104

Heft 1 Prof. Dr. KARL SCHMALFUSS, Über das Ausmaß der biologischen Bindung des elementaren Stickstoffs. Der Einfluß assimilierbarer Stickstoffverbindungen
19 Seiten – 2 Abbildungen – 6 Tabellen – 8° – 1960 – DM 1,35

Heft 2 Prof. Dr. ANTON LISSNER, Charakteristische Eigenschaften der Braunkohlen
20 Seiten – 10 Abbildungen – 3 Tabellen – 8° – 1960 – DM 2,–

Heft 3 Prof. Dr. FRITZ STATHER, Zur Charakteristik pflanzlicher und synthetischer Gerbstoffe und deren kombinierte Verwendung bei der Gerbung 19 Seiten – 8° – 1960 – DM 1,10

Heft 4 Prof. Dr. HEINRICH PRELL, Bemerkungen zur Geschichte der englischen Längenmaß-Systeme
74 Seiten – 3 Tabellen – 8° – 1962 – DM 4,90

Heft 5 Prof. Dr. OTT-HEINRICH KELLER, Zur Berechnung des Galois'schen Körpers und der Galois'schen Gruppe einer Gleichung in erträglich vielen Schritten 23 Seiten – 8° – 1961 – DM 2,–

Heft 6 Dr. ROLF KLÖTZLER, Die Konstruktion geodätischer Felder im Großen in der Variationsrechnung mehrfacher Integrale 84 Seiten – 1 Abbildung – 8° – 1961 – DM 7,–

Heft 7 Prof. Dr. ARTHUR SIMON, Gitteraufbau und Katalyse bei der Gasentschwefelung
21 Seiten – 16 Abbildungen – 8° – 1961 – DM 2,10

Band 105

Heft 1 Prof. Dr.-Ing. FRITZ OBENAUS, An der Grenze zwischen Hochspannungstechnik und Physik
19 Seiten – 14 Abbildungen – 8° – 1961 – DM 2,40

Heft 2 Prof. Dr. GEORG MERREM, Die klinisch-biologische Wertigkeit der Hirngeschwülste
23 Seiten – 7 Abbildungen – 2 Tabellen – 8° – 1962 – DM 1,90

Heft 3 Dr. ERICH SCHINCKE, Stetige schallnahe Potentialströmungen um eine Familie symmetrischer Profile mit abgerundeter Nase und ihre Grenzlinieneigenschaften
73 Seiten – 23 Abbildungen – 8° – 1963 – DM 8,90

Heft 4 Prof. Dr. WILHELM MAIER, Aus der analytischen Zahlentheorie *In Vorbereitung*

Heft 5 Prof. Dr. WOLFGANG BUCHHEIM, Zur Theorie der geoelektrischen Erkundungsmethodik und Systematik der geoelektromagnetischen Effekte *In Vorbereitung*

Heft 6 Prof. Dr. WALTER BREDNOW, Christoph Wilhelm Hufeland, Arzt und Erzieher im Lichte der Aufklärung 25 Seiten – 8° – 1963 – DM 1,65

Heft 7 Dr. HARALD HILBIG, Existenzsatz für begrenzte Potentialströmungen mit Totwasser um ein vorgegebenes Hindernis *In Vorbereitung*

Band 106

Heft 1 *Vorliegendes Heft*

Einzel- oder Fortsetzungsbestellungen durch eine Buchhandlung erbeten. Vor 1945 erschienene Berichte antiquarisch durch den Akademie-Verlag, Berlin, zum Teil noch lieferbar

AKADEMIE-VERLAG · BERLIN

MIX
Papier | Fördert gute Waldnutzung
FSC® C083411

Zeitfracht Medien GmbH
Ferdinand-Jühlke-Straße 7
99095 Erfurt, Deutschland
produktsicherheit@kolibri360.de